LES

EAUX THERMALES SULFURÉES

DES

PYRÉNÉES

PAR

LE DOCTEUR A. BUEZ

BARÈGES ET SES EAUX

(Extrait de la *Revue d'hydrologie médicale française et étrangère.*)

PARIS
VICTOR MASSON ET FILS
place de l'École-de-Médecine
1869

STRASBOURG, TYPOGRAPHIE DE G. SILBERMANN.

A MONSIEUR LE DOCTEUR AIMÉ ROBERT

rédacteur en chef de la REVUE D'HYDROLOGIE MÉDICALE FRANÇAISE ET ÉTRANGÈRE, *membre de plusieurs Sociétés savantes etc.*

Témoignage de sincère amitié

A. BUEZ.

ÉTUDE MÉDICALE

SUR LES PRINCIPALES

EAUX THERMALES SULFURÉES

DES PYRÉNÉES.

Baréges et ses eaux sulfurées sodiques.

Je n'ai point la prétention, dans ces quelques souvenirs d'un voyage récent, d'apporter des faits nouveaux dans une étude où je suis encore trop inexpérimenté, où la part faite à l'inconnu est encore trop large pour qu'on s'y aventure à la légère. C'est le simple récit d'un baigneur reconnaissant, d'un touriste passionné et d'un médecin ayant assez de loisirs pour observer et comparer autour de lui.

J'estime qu'on ne saurait trop publier en hydrologie médicale : aujourd'hui naît un système, demain un autre ; de nouvelles applications surgissent ; des changements importants se manifestent dans la balnéation. La chimie vous paraît-elle le critérium de la médication thermale? Vite, analyses sur analyses!... Il en résulte bien des déceptions, et vous avez de nouveau et presque exclusivement recours à l'observation pratique!... C'est un cycle où l'esprit inquiet se meut sans cesse à la recherche d'une solution quasi-mystérieuse. Quoi qu'il en soit, cette voie de tâtonnements, d'expérimentations me paraît encore préférable aux idées préconçues, à la généralisation d'emblée, et il est permis de prévoir un jour où, de l'ensemble de ces travaux, de ces monographies sortira la lumière.

On ne saurait donc suivre avec trop d'intérêt ce grand mouvement intellectuel, et j'ai pensé qu'il appartenait à la *Revue d'hydrologie médicale* de jeter un coup d'œil rétrospectif sur nos principales stations thermales de la chaîne des Pyrénées, les plus riches et les plus intéressantes de toutes celles que nous possédons, en d'autres termes, d'envisager leur état actuel, les progrès qu'on y a réalisés dans ces dernières années et ceux dont elles sont encore susceptibles.

Je me suis laissé guider, dans le cours de mon récit, par mon itinéraire, sans m'attacher à aucun ordre particulier, à aucune classification déterminée.

Je m'occuperai d'abord de Baréges, où j'arrivais par la route un peu longue (trajet de cinq heures en voiture), mais pleine d'attraits, de *Lourdes*, *Argélès*, *Pierrefitte* et *Luz* (un embranchement en construction reliera bientôt Lourdes, où l'on quitte la voie ferrée, à Pierrefitte, et diminuera considérablement un trajet, agréable sans doute, mais fatigant pour les malades). Cette splendide vallée ne se rétrécit réellement qu'à partir de Luz, charmante petite ville qui est le dernier trait d'union entre la riche plaine et la montagne sèche et aride. On peut en juger par la différence d'élévation des deux points qui nous occupent : Luz est à 700 mètres au-dessus du niveau de la mer, tandis que Baréges, qui est éloigné de 8 kilomètres, et qui s'élève sur le prolongement de cette route, est à une altitude de 1232 mètres. Aussi le contraste est-il des plus frappants sur ce parcours pittoresque de Luz à Baréges: au sortir de Luz, on marche sous une allée d'aulnes élancés, ayant à sa droite et à sa gauche un paysage d'une grâce infinie; les flancs des hautes montagnes qui resserrent ce verdoyant vallon sont tapissés d'une riche végétation, les prairies coupées de ruisseaux, semées de petites cabanes en plaques d'ardoises qui sont autant de moulins. Les bords du Gave, ou torrent qui longe le chemin dans toute son étendue, gardent leur fraîcheur sous le soleil brûlant; l'ombre des frênes et des aulnes tremble dans l'herbe fine; les peupliers s'élancent d'un jet superbe et s'échelonnent au pied de la côte étincelante.

Mais, plus loin, à ce paysage riant succède une affreuse gorge de rochers. Le flanc de la montagne est crevassé d'éboulements blanchâtres, la petite plaine ravagée disparaît sous les grèves; l'herbe n'existe plus; la terre est comme éventrée; les couches de calcaire jaunâtre sont mises à nu; on marche sur des sables et sur des traînées de cailloux roulés; le Gave lui-même disparaît à demi sous des amas de pierres grisâtres. Ce sol défoncé est lugubre à voir; ces débris sont sales; ils sont d'hier, et on sent que la dévastation recommence tous les ans.

Voici l'altitude des principaux établissements thermaux des Pyrénées :

	Mètres.
Baréges (Hautes-Pyrénées).	1232
Cauterets (id.).	932
Saint-Sauveur (id.)	728
Eaux-Bonnes (Basses-Pyrénées) . . .	726
Ax (Ariége)	710
Eaux-Chaudes (Basses-Pyrénées). . .	680
Bagnères-de Luchon (Haute-Garonne) .	629
Bagnères-de-Bigorre (Hautes-Pyrénées) .	579
Vernet (Pyrénées-Orientales)	620
Molitg (Pyrénées-Orientales)	595
Ussat (Ariége).	500
Amélie (Pyrénées Orientales	276

Baréges est une longue rue montueuse, bâtie tout entière sur la rive gauche du *Gave de Bastan* et continuée, à son extrémité supérieure, par le chemin du *Tourmalet*, col élevé par lequel elle communique avec la vallée de l'*Adour*.

Le sol de Baréges est appuyé en partie sur les rochers qui constituent la base des montagnes environnantes, et en partie formé par leur atterrissement et par les terrains d'alluvion qui présentent fort peu de stabilité.

Ces rochers se composent de bandes perpendiculaires de schiste argileux, d'anthracite ferrugineux, souvent mélangé au fer à l'état d'oxyde ou de sulfure. Ces bandes sont appuyées contre un calcaire magnésien et se dirigent toutes parallèlement en suivant la direction de la vallée. C'est dans ce sens qu'ont été trouvées toutes les sources thermales que l'on connaît à Baréges ou dans les environs; elles sont donc issues des roches de transition et des calcaires métamorphiques.

Le *Bastan*, tel est le nom du *gave* ou torrent qui traverse la vallée, prend naissance au Tourmalet et arrive à Baréges après avoir reçu les eaux des lacs d'*Oncet* et d'*Escoubous*. La nature du terrain sur lequel il roule est très-mobile, ce qui expose Baréges à deux effets très-différents, quoiqu'ils proviennent de la même cause : une accumulation de matériaux qui tendent de plus en plus à élever le sol, ou la destruction de ce même sol lorsque le torrent, rendu plus violent par quelque obstacle, se fraie une nouvelle route à travers les débris qu'il avait amoncelés.

Les sources thermales sont ainsi restées longtemps exposées à être ensevelies et perdues au milieu de ces ruines; quelques-unes n'ont été retrouvées que fort tard. On a dû songer à favoriser le déblaiement du lit du Bastan et à l'encaisser, au moins vis-à-vis de Baréges, pour lui donner plus de chasse. Il faut ajouter à ce danger celui bien plus grand encore offert par les avalanches, qui menacent chaque année d'engloutir la bourgade.

La montagne qui domine Baréges au nord, ou *Midau*, a une hauteur de près de 1200 mètres et une inclinaison de plus de 45°; sa base est recouverte par des atterrissements considérables de 100 mètres d'élévation, seul point où l'on rencontre de la végétation. De ce plateau, la montagne s'élève par des gradins fort raides, formés par des escarpements abruptes taillés dans des schistes feuilletés, grisâtres, dégradés et à peine couverts d'une légère couche végétale.

Ces plateaux et ces pentes si désolées sont sillonnés par de grands ravins ou immenses gouttières qui sont la voie forcée de terribles avalanches. Comme on ne peut en empêcher la chute, on essaie, depuis quelques années, de ralentir le mouvement des neiges au moyen de banquettes de 2 et 4 mètres de largeur, pratiquées sur les parois des ravins, et de clayonnages en pierres sèches, en forme de brisants, construits sur les parties déclives. Ces constructions ont également pour but de réunir, en une ou deux ravines qu'on dirigerait en dessous et en bas de Baréges, les principaux torrents qui descendent directement sur les derrières des maisons.

Du côté sud, les chutes de neige sont moins à craindre à cause d'une belle forêt de hêtres qui s'étend à la base du pic d'*Ayré*, montagne qui domine le bourg de ce côté.

Dans de pareilles conditions climatériques, le séjour de Baréges n'est possible qu'à dater du mois de juin et ne peut se prolonger au-delà du 15 septembre; il est loin d'être gai; aussi n'est-il recherché que par les malades sérieux et peu soucieux de consacrer leur temps aux plaisirs, qui sont le principal apanage de bien des stations thermales; la bourgade elle-même est complétement abandonnée pendant l'hiver par les habitants, à l'exception de quelques bergers à qui l'on confie la surveillance des maisons. Les communications sont de toute impossibilité, même entre Baréges et Luz, lorsque viennent les neiges.

Si, à Baréges, les distractions sont nulles, il n'en est point de même aux environs. Des guides habiles conduiront les touristes jusqu'au sommet des montagnes les plus élevées: c'est ainsi qu'on peut visiter le *Pic d'Ayré*, le *Pic du Midi* (2418 mètres de hauteur) où l'on va jouir du lever du soleil et d'où la vue est des plus étendues, mais surtout le *Néouvielle*, avec ses glaciers éternels, d'où l'observateur peut contempler l'immense panorama de toutes les Hautes-Pyrénées, la masse colossale du *Mont-Perdu*, les entrailles du *Marboré*, et les treize lacs qui sont à sa propre base : cette dernière ascension est plus rude et plus dangereuse que celle du Pic du Midi.

Les baigneurs, qui, craignant l'exercice du cheval et redoutant la fatigue, préfèreront la plaine, iront en voiture à *Luz*, *Saint-Sauveur*, *Cauterets*, *Bagnères de Bigorre*, *Bagnères de Luchon*, aux *Eaux-Bonnes*, aux *Eaux-Chaudes* etc., visiteront le *Cirque de Gavarnie* avec sa belle cascade, et ne se lasseront point d'admirer cette belle nature et ces splendides paysages des Pyrénées.

La découverte des eaux de Baréges remonte à plusieurs siècles; mais les habitants du pays en usèrent seuls pendant longtemps. Les eaux ne commencèrent à jouir d'une réputation étendue qu'après l'année 1677, époque à laquelle Mme de Maintenon y conduisit le jeune duc du Maine, d'après les conseils de Fagon, médecin du roi. En 1745, l'ingénieur Polard fit construire la route qui conduit de Tarbes à Baréges en passant par Pierrefite. En 1760, l'hôpital militaire fut créé et reçut les blessés de la guerre de Sept Ans. Le fontainier Chevillard, aidé des conseils de Polard, avait réussi à capter les sources et fondé les *Bains de l'Entrée, du Fond, de Polard, la Buvette* et *les Douches*. Quant aux *Piscines*, deux, la piscine militaire et la piscine des pauvres, furent établies d'après les avis de l'ingénieur Moisset, chargé de retrouver les sources de *Lachapelle* et de *l'Entrée*, qui, en 1777, avaient disparu. Les autres constructions thermales sont plus nouvelles.

Les trois principaux établissements de Baréges, tous de construction récente, sont : l'*Établissement thermal*, l'*Hôpital militaire* (complétement réédifié) et l'*Hospice Sainte-Eugénie*.

L'établissement thermal est un grand vestibule voûté, de plain pied avec le sol et touchant à l'hôpital militaire, à l'extrémité de Baréges. Il est éclairé par de grandes fenêtres cintrées; il renferme vingt et un cabinets de bains pourvus de vingt-cinq baignoires en marbre, alimentées par des conduits établis à leur fond. Le réservoir, qui contient l'eau de chaque source, a été établi sur le griffon même, de sorte qu'il y a communication d'emblée entre les deux réceptacles ; aussi les eaux de Baréges jouissent-elles à juste titre de la réputation d'eaux inaltérables eu égard à leur minéralisation, à leur thermalité natives et à leur mode de captage.

Il faut mentionner, en outre, dans l'établissement, trois appareils de douches descendantes, graduées suivant leur force ; une salle de gargarismes; deux buvettes émanant de deux sources différentes ; enfin, trois piscines qui sont en dehors et en avant du bâtiment; une de ces piscines est exclusivement destinée à l'hôpital militaire

Le nouvel hôpital militaire, situé sur le bord du Gave de Bastan et vis-à-vis de l'établissement thermal, avec lequel il communique par un chemin souterrain, se compose de trois grands corps de bâtiments à trois étages. Il a été construit dans des proportions considérables et il est parfaitement aménagé; on peut, à chaque saison, y installer 70 officiers et 300 soldats; l'administration de la guerre n'a reculé devant aucun sacrifice, afin d'apporter au bien-être et au traitement des militaires toutes les ressources possibles. Il est seulement regrettable que les différentes applications de la thérapeutique balnéaire ne puissent être mises en usage à l'hôpital même: les malades astreints à prendre des bains particuliers, à qui l'on prescrit des douches, doivent traverser la rue pour se rendre aux Thermes. La piscine seule est abordable à chemin couvert.

L'hôpital militaire, adossé en quelque sorte à la montagne du nord, dont il n'est séparé que par le Gave qui bat ses flancs, est exposé aux avalanches; aussi, quoique ses murailles soient construites en conséquence, a-t-il déjà subi quelques dégradations.

L'hospice civil ou *Sainte-Eugénie*, grand bâtiment en forme de couvent, qui s'élève sur le flanc du Pic d'Ayré, immédiatement au-dessous du bois, est en réalité un hôtel, car les malades qui y séjournent du 15 juin au 15 septembre paient leur pension. Les pauvres auxquels l'hospice était destiné, d'après la déclaration de l'évêque de Tarbes, promoteur de l'entreprise et de la souscription, n'y sont admis que du 15 mai au 15 juin et du 15 septembre au 15 octobre, c'est-à-dire à deux époques où les riches clients n'arrivent point encore ou ont déjà quitté Baréges.

Enfin, un autre établissement thermal, celui de *Barzun*, se trouve à 500 mètres en aval de Baréges et sur la rive droite du Bastan; il a été fondé, en 1836, par M. Barzun, pharmacien. Neuf cabinets de bains, une douche descendante, une douche ascendante et une buvette étaient alimentés par une source très-riche en principes sulfureux, d'un débit abondant et dont les propriétés médicales paraissent être moins excitantes que celles de Baréges[1].

Les thermes de Baréges sont la propriété de la vallée; celle-ci, composée de dix-sept communes, a concédé gratuitement à l'État

[1] Cette source est malheureusement en dehors de Baréges; de plus, le propriétaire, découragé par le manque d'appui, par la ruine de son bâtiment enlevé, en 1828, par une avalanche, ne s'est point soucié de reconstruire ou de rendre ses ruines confortables.

la faculté d'envoyer aux bains, de 3 à 5 heures du matin et aux douches de midi à 4 heures du soir, les soldats admis à l'hôpital militaire.

Il est extrêmement regrettable, à tous les points de vue, que ces sources si riches et si précieuses ne soient point affermées à une compagnie intelligente. La commission municipale, en effet, qui dispose des ressources et des revenus de la station, n'en use qu'avec une parcimonie et une lenteur préjudiciables à l'intérêt du malade lui-même et à celui plus direct encore de l'établissement. Quoique les dernières fouilles et les derniers captages entrepris, en 1862, sous l'habile direction de M. J. François, aient porté le rendement des sources à 212 mètres cubes en 24 heures, au lieu de 182 mètres cubes qu'il avait auparavant, il n'en est pas moins vrai que l'eau minérale manque à Baréges et que les 500 bains qu'on peut donner aux malades civils sont complétement insuffisants aujourd'hui. C'est à un tel point que, devant une grande affluence de baigneurs, l'établissement fonctionne toute la nuit. Il est permis de croire que des sacrifices plus considérables auraient conduit à des résultats plus avantageux.

Quant aux aménagements, promenades, abris etc., réservés aux baigneurs, ils sont à peu près nuls, et rien, il faut bien le dire, ne vient trancher sur la monotonie d'un pays sauvage et désert. Sans vouloir accorder à l'élément *distraction* plus d'importance qu'il n'en mérite en pareille circonstance, il n'en est pas moins vrai qu'il entre quelquefois pour une part notable dans la cure thermale.

Sources de Baréges.

On compte à Baréges douze sources sulfureuses, qui sont : la *source du Tambour*, *source Gency-Nouvelle*, *source Lachapelle*, *source de l'Entrée*, *source du Bain-Neuf*, *source Gency-Ancienne*, *source du Fond*, *source Polard*, *source de la Voûte*, *source du Tunnel*, *source Dassieu* et *source Barzun*. Toutes ces sources ont été analysées, en 1862, par M. Filhol, le savant directeur et professeur de chimie de l'École de médecine de Toulouse[1].

1° *Source du Tambour*. — Elle alimente la buvette de ce nom, qui est la plus fréquentée, et la douche n° 1. Son eau est claire et incolore; son odeur et sa saveur sont sulfureuses. Sa réaction est

[1] *Analyses des eaux minérales de Baréges* (in *Annales de la Société d'hydrologie médicale de Paris*, t. IX, 1862-63, et t. XIII, 1866-67, p. 169).

alcaline et sa température est de 44,1° C. Sur 1000 grammes, elle renferme les principes suivants :

Sulfure de sodium.	0,0408
» de fer	0,0005
Chlorure de sodium	0,0720
Silicate de soude	0,0984
» de chaux	0,0161
» de magnésie	0,0016
Sulfate de soude . . . . . . }	traces
Iodure de sodium . . . . . . }	traces
Borate et phosphate de soude . . }	traces
Matière organique	0,0669
Total des matières fixes . , ...	0,2963

2° La *source Gency-Nouvelle* possède une réaction alcaline, une odeur et une saveur peu sulfureuses, et pèse moins à l'estomac que la précédente. La buvette qu'elle alimente est moins fréquentée que celle du Tambour. Sa température est de 33°,5 C. Elle renferme pour 1000 grammes :

Sulfure de sodium.	0,0380
» de fer	0,0005
Chlorure de sodium	0,0725
Silicate de soude	0,1045
» de chaux	0,0159
» de magnésie	0,0017
Sulfate de soude . . . . . . }	traces
Iodure de sodium . . . . . . }	traces
Borate et phosphate de soude . . }	traces
Matière organique . . . . ,	0,0640
Total des matières fixes	0 2971

3° *Source La Chapelle.* Alcaline, d'odeur et saveur sulfureuses, d'une température de 33° C. Elle contient, pour 1000 grammes :

Sulfure de sodium.	0,0201
» de fer	traces
Chlorure de sodium	0,0400
Silicate de soude	0,0697
» de chaux	0,0091
» de magnésie	0,0058
Sulfate de soude	0,0355
Borate et phosphate de soude . . }	traces
odure de sodium . . . . }	traces
Matière organique	0,0270
Total des matières fixes	0,2072

4° La *source de l'Entrée* est alcaline, a une odeur et une saveur franchement sulfureuses, marque 40° C., et fournit pour 1000 grammes :

Sulfure de sodium	0,0344
» de fer	traces
Chlorure de sodium	0,0544
Silicate de soude	0,0974
» de chaux	0,0091
» de magnésie	0,0022
Sulfate de soude . . . . } Iodure de sodium . . . . } Borate et phosphate de soude . . }	traces
Matière organique	0,0510
Total des matières fixes	0,2485

5° *Source du Bain-Neuf*. Alcaline, d'une température de 38° C., elle renferme pour 1000 grammes :

Sulfure de sodium	0,0356
» de fer	traces
Chlorure de sodium	0,0572
Silicate de soude	0,0995
» de chaux	0,0104
» de magnésie	0,0034
Sulfate de soude	0,0177
Iodure de sodium . . . . } Borate et phosphate de soude . . }	traces
Matière organique	0,0450
Total des matières fixes	0,2688

6° La *source de Gency-Ancienne* a une température de 37°,65 C. 1000 grammes ont donné :

Sulfure de sodium	0,0279
» de fer	traces
Chlorure de sodium	0,0514
Silicate de soude	0,0896
» de chaux	0,0091
» de magnésie	0,0020
Sulfate de soude	0,0265
Iodure de sodium . . . . } Borate et phosphate de soude . . }	traces
Matière organique	0,0300
Total des matières fixes	0,2355

7° La *source du Fond* a une réaction très-alcaline, une odeur sulfureuse et une saveur peu hépatique; son eau est très-claire, marque 35°,6 C. et renferme pour 1000 grammes :

Sulfure de sodium	0,0242
» de fer	traces
Chlorure de sodium	0,0435
Silicate de soude	0,0912
» de chaux	0,0110
» de magnésie	0,0016
Sulfate de soude	0,0354
Iodure de sodium	traces
Borate et phosphate de soude . .	
Matière organique	0,0450
Total des matières fixes	0,2519

8° La *source Polard* a une réaction très-alcaline, sa température est de 37° C. et même de 37°,8 dans le cabinet n° 14. 1000 grammes de cette eau donnent :

Sulfure de sodium	0,0253
» de fer	traces
Chlorure de sodium	0,0450
Silicate de soude	0,0981
» de chaux	0,0159
» de magnésie	0,0014
Sulfate de soude	0,0319
Iodure de sodium	traces
Borate et phosphate de soude . .	
Matière organique	0,0445
Total des matières fixes	0,2611

9° La *source de la Voûte* a des caractères beaucoup moins tranchés ; elle a une température de 35°,5 C. Elle renferme, sur 1000 grammes :

Sulfure de sodium	0,0285
» de fer	traces
Chlorure de sodium	0,0508
Silicate de soude	0,0841
» de chaux	0,0204
» de magnésie	0,0022
Sulfate de soude	0,0248
Iodure de sodium	traces
Borate et phosphate de soude . .	
Matière organique	0,0390
Total des matières fixes	0,2498

10° *Source du Tunnel*. Son odeur est à peine sulfureuse et sa saveur légèrement hépatique. Sa réaction est bien alcaline et sa température est de 27°,1 C. 1000 grammes de cette eau renferment :

Sulfure de sodium.	0,0201
» de fer	traces
Chlorure de sodium	0,0396
Silicate de soude	0,0745
» de chaux	0,0078
» de magnésie	0,0044
Sulfate de soude	0,0360
Iodure de sodium	traces
Borate et phosphate de soude . . .	traces
Matière organique	0,0270
Total des matières fixes	0,2094

11° *Source Dassieu.* Très-sensiblement alcaline, cette eau a une température de 36°,7 C. On trouve dans 1000 grammes :

Sulfure de sodium	0,0256
» de fer	traces
Chlorure de sodium	0,0454
Silicate de soude	0,0988
» de chaux	0,0158
» de magnésie	0,0014
Sulfate de soude	0,0315
Iodure de sodium	traces
Borate et phosphate de soude . . .	traces
Matière organique	0,0450
Total des matières fixes	0,2635

12° *Source Barzun.* L'eau de cette source a une réaction franchement alcaline; son odeur est sulfureuse, sa saveur hépatique; sa température est de 31°,20 C.[1]; elle est d'une limpidité parfaite et très-gazeuse. On la boit plus volontiers, on la digère plus facilement que l'eau des sources de Baréges; enfin elle entraîne avec elle beaucoup de *barégine*, mêlée de parties blanches, analogue à la *Sulfuraire* de Luchon. Elle renferme, sur 1000 grammes :

Sulfure de sodium	0,0291
» de fer	traces
Chlorure de sodium	0,0520
Silicate de soude	0,1074
» de chaux	0,0082
» de magnésie	0,0034
Sulfate de soude	0,0212
Iodure de potassium	traces
Borate et phosphate de soude . . .	traces
Matière organique	0,0500
Total des matières fixes	0,2713

[1] Arrivée à la douche, elle n'aurait, suivant M. Filhol, que 29°,5 C.

Nous reviendrons, avec de plus amples développements, à cette source intéressante.

Les *piscines* sont alimentées *exclusivement* par le trop-plein des réservoirs, des cabinets de douches, des buvettes et par l'eau déjà souillée des baignoires; il faut cependant en excepter la *Piscine militaire*, qui reçoit son eau d'un filet *vierge*, dit-on, et qui n'a par conséquent rien de commun avec les autres.

Dans cette dernière piscine, le thermomètre monte à 37° C., l'air ambiant étant à 30°; dans la Piscine civile, la température est de 36°,5 C., l'air ambiant étant à 29°,5; enfin, dans celle des indigents, elle est de 36°,4 C., l'air ambiant marquant 29°.

La grande pénurie des eaux de Baréges est le seul reproche qu'on puisse leur adresser, car elles sont un type remarquable dans le groupe pyrénéen. Quoique très-sulfureuses, elles ne blanchissent pas; elles ont un caractère frappant de fixité, qui tient, d'après M. Filhol, à ce qu'elles ne contiennent pas de silice libre ou de silicates acides. Leur température permet de les administrer sous toutes les formes à leur sortie du sol et sans aucun mélange, ce qui contribue singulièrement à leur parfaite conservation.

Il faut tenir compte d'un élément particulier propre aux eaux sulfureuses en général, et qu'on rencontre très-abondamment dans les eaux de Baréges, c'est-à-dire de la *Barégine*. Cette matière organique est un composé azotifère, chimiquement analogue, par sa nature, à une substance animale ou végéto-animale. Elle se trouve en solution ou en suspension dans l'eau; c'est à ce dernier état surtout qu'on la remarque à Baréges. En quantité variable dans les sources, elle y est d'autant plus abondante que leur température est plus élevée, sans qu'on puisse établir de relation entre cette quantité et la richesse des eaux en sulfure de sodium. Son origine n'est pas encore connue d'une façon positive; il paraît probable, d'après M. Soubeiran[1], qu'elle est due à des matières organiques prises par l'eau à la surface du sol et entraînées par elle dans les profondeurs de la terre, où elles subissent l'action simultanée d'une température élevée et des sels dissous dans l'eau.

M. Filhol a complété les belles recherches qu'il a entreprises sur les eaux sulfureuses des Pyrénées par l'analyse de la Barégine; 100 parties de barégine, bien dépouillée de sable et séchée à 120°, ont donné :

Matière organique	73,14
Silice.	15,38
A reporter . . .	88,52

[1] *Dictionn. encyclop. des sciences médic.* Paris 1868, t. VIII, 1re partie, p. 370.

Report. . .	88,52
Chaux.	4,86
Soufre	5,34
Phosphates	traces.
Fluorures	
Fer	1,28
	100,00

La matière organique contient 7,37 pour 100 d'azote.

Il faut considérer comme digne d'attention la richesse de cette substance en soufre, en chaux et en fer[1].

Mode d'administration de l'eau de Baréges. Elle s'administre en boisson, en bains, en douches et en gargarismes. En boisson, il faut la prescrire à dose modérée, et rarement dépasser deux ou trois verres par jour. Quant aux bains, leur durée est d'une demi-heure à une heure; les douches sont en moyenne de quinze minutes.

Propriétés physiques et médicales des eaux de Baréges. C'est à Bordeu que ces eaux doivent en partie leur réputation aussi étendue que méritée. Elles avaient été jusque-là regardées comme très-excitantes, ainsi, du reste, que toutes les eaux sulfureuses; mais de nouvelles recherches, une expérimentation plus approfondie tendent à modifier cette opinion généralement accréditée. V. Gerdy, l'ancien médecin-inspecteur d'Uriage, a observé dans cette station et sous l'influence de ces eaux une *dépression* notable de la circulation, une diminution du pouls et des battements du cœur. Dans ses expériences, il a compté en moyenne 8 ou 10 pulsations au-dessous de l'état normal; le ralentissement de la respiration accompagnait aussi l'abaissement du pouls. A Allevard, M. Dupasquier a signalé l'action *sédative* de l'eau minérale sur la circulation et la respiration. Astrié admettait que les eaux sulfureuses *adventives* peuvent avoir un effet *sédatif* sur les mouvements du cœur.

Le savant inspecteur de Bagnères-de-Luchon, M. le docteur Lambron, résumait bien la question en écrivant, dans son ouvrage si consciencieux et si érudit, que les eaux sulfureuses sont *sédatives* de la circulation et *excitantes* du système nerveux[2]: effet comparable à celui de certains aliments et médicaments (café, sulfate de quinine).

Un médecin militaire distingué, qui prépare une monographie

[1] *Analyse chimique des sources sulfureuses thermales de Cauterets.* Tarbes 1861, p. 29.

[2] *Les Pyrénées et les eaux thermales sulfurées de Bagnères-de-Luchon.* Paris, 1862. t. II, p. 527.

sur Baréges, le docteur Armieux, frappé de ces distinctions, inaugurait, il y a peu de temps, à l'hôpital militaire de Baréges, une série d'expériences des plus concluantes à cet égard[1]. Différentes mensurations du pouls, avant, pendant et après le bain, lui ont démontré que, dans la majorité des cas, la circulation se ralentit régulièrement jusqu'au vingtième bain, puis se ranime un peu jusqu'au trente-cinquième, limite ordinaire du traitement; cependant, même à cette dernière époque, le pouls ne reprend jamais le rhythme initial.

On s'est trop attaché, dans l'étude des eaux sulfureuses, à ne considérer que l'élément *soufre*, et, comme cet agent a des propriétés excitantes manifestes, on en conclut à l'excitation produite fatalement par l'usage de ces eaux. Il faut bien dire que la quantité qu'elles en contiennent est insignifiante, l'absorption de ce principe est presque nulle, car on le recherche en vain dans les urines. Dans les analyses, le sulfure de sodium ne vient qu'en troisième ligne, et encore, lorsqu'on l'emploie, est-il passé à l'état de sulfite et d'hyposulfite de soude (Filhol[2]); or ces derniers principes sont *hyposthénisants*. M. Lambron pense que c'est l'absorption de ces principes minéraux qui rend compte de l'action sédative des eaux sulfureuses.

« Il y a même, dit M. Armieux, des eaux sulfureuses hyposthénisantes, calmantes, antiphlogistiques, reconnues telles par tout le monde (source Barzun, source de Saint-Sauveur), qui ont une minéralisation plus soufrée que quelques sources de Baréges passant pour excitantes.

« Il faut donc s'entendre sur l'excitation produite par les eaux. Pour nous, on doit la diviser en plusieurs espèces bien distinctes, qu'on peut résumer dans le tableau suivant :

Excitation produite par les eaux	locale . .	externe topique.
		interne substitutive.
	générale .	nerveuse ou physiologique.
		pathologique ou fébrile[3]. »

Avec ces idées, il serait difficile d'admettre la *fièvre thermale;* aussi, pour M. Armieux, elle n'existe pas : « Cet accident, écrit-il, est toujours lié à un état pathologique provoqué par l'abus des eaux, les écarts de régime ou les influences climatériques[4]. »

[1] *Les eaux de Baréges sont sédatives de la circulation* (*Revue médicale de Toulouse*, mars 1868).

[2] *Eaux minérales des Pyrénées*. Toulouse 1854.

[3] *Loc. cit.*, p. 15.

[4] *Loc. cit.*, p. 17.

De cette action manifestement élective exercée par les eaux sulfureuses sur le système nerveux des fonctions de nutrition qu'elles tendent à ramener à un rhythme normal, régulier, et de l'action perturbatrice exercée, au contraire, sur les nerfs de la vie de relation, il résulte que les personnes nerveuses, irritables, se trouveront mal de l'emploi des eaux sulfureuses de Baréges, et que certains tempéraments sanguins et pléthoriques, sans localisation, pourront les supporter si on les emploie avec mesure et prudence. Seulement, dans ce dernier cas, il faudra tenir compte de l'altitude de cette station et de la diminution de pression atmosphérique. Il est hors de doute que les personnes prédisposées aux congestions encéphaliques et pulmonaires devront être exclues de Baréges, car elles seraient, en raison de ces conditions atmosphériques, exposées à de fréquentes hémorrhagies.

Par contre, on pourra traiter à Baréges certaines affections organiques du cœur ou de la circulation que, jusqu'ici, on en bannissait avec soin.

Il faut avouer, du reste, que la suite des temps a produit un singulier bouleversement dans les résultats de l'expérience acquise. C'était, par exemple, en lavant leurs plaies récentes dans une source à vapeurs sulfureuses, c'était en y baignant leurs brebis excoriées *de frais*, que les bergers découvraient, par des guérisons rapides, l'action merveilleuse de ces eaux ! N'est-ce pas, en définitive, par action *substitutive* que l'on procède et que l'on raisonne aujourd'hui en médecine? N'est-ce point en ramenant à l'état aigu le plus grand nombre des affections chroniques, qu'on parvient à s'en rendre maître ?

Le savant inspecteur des Eaux-Bonnes, M. le docteur Pidoux, va plus loin; il dit que les eaux agissent, non en détruisant le principe du mal, mais en mettant l'économie en état de réagir avec succès contre les influences morbides qui l'assiégent[1]. Le docteur Armieux conclut également en définissant ainsi l'action des eaux sulfureuses thermales de Baréges: « Relever l'action vitale par l'excitation nerveuse, calmer les processus pathologiques en régularisant et modérant la circulation[2]. »

Nous négligerons le rôle qu'on a voulu faire jouer à l'électricité dans l'excitation produite par les eaux minérales; la théorie de M. Scoutetten n'a pas paru jusqu'ici triompher des objections qui lui ont été faites de toutes parts.

Mais tenons compte de l'action du calorique des eaux. Celui-ci,

[1] *Annales de la Société d'hydrol. méd. de Paris*, t. VIII.
[2] *Loc. cit.*, p. 20.

pris même isolément, exerce une action hyposthénisante sur le pouls. Un simple bain chaud, après avoir déterminé des phénomènes initiaux d'excitation, amène bientôt un ralentissement du mouvement circulatoire ; un bain frais produit des résultats opposés.

Usage thérapeutique des eaux de Baréges. — Ces eaux sont loin d'être désagréables à boire, et leur saveur n'est nullement fade et nauséabonde, comme le prétendait Alibert ; on en prend vite l'habitude, car elles n'ont point cette odeur d'œufs couvis si prononcée dans les eaux sulfureuses riches en acide sulfhydrique. Dans le bain, elles sont très-onctueuses et presque savonneuses, soit à cause de la grande quantité de barégine qu'elles tiennent en suspension, soit en raison de leur alcalinité bien marquée.

Elles ne paraissent point exercer d'action particulière sur les sécrétions, pas même sur la sécrétion urinaire, qu'elles n'augmentent ni ne diminuent d'une manière notable[1], à l'opposite de certaines eaux, telles que Contrexéville, Vittel, qui les activent singulièrement.

Les eaux de Baréges, administrées sous toutes les formes, sont stimulantes et toniques. M. le docteur Rotureau, qui fait autorité en pareille matière, a dit[2] qu'on ne trouve point à cette station cette diversité de sulfuration et de thermalité de Bagnères de Luchon et de Cauterets, qui permet au médecin de mieux approprier la cure aux idiosyncrasies des malades et aux différentes affections qu'il faut combattre ; il aurait dit plus exactement qu'elle est beaucoup moins grande, car elle existe aussi à Baréges.

On doit placer en première ligne l'efficacité des eaux de Baréges dans l'ostéite, l'arthrite surtout des petites articulations, des phalanges, des métacarpiens, des orteils, des métatarsiens; contre la carie, la nécrose. Est-il besoin d'ajouter que leur action est d'autant plus puissante que l'affection est de nature scrofuleuse? Elles contribuent puissamment à l'élimination des corps étrangers, des séquestres, à la résolution des tumeurs blanches, des hydarthroses; enfin, elles amènent la cicatrisation des plaies rebelles à toute autre médication[3].

On les emploie avec le plus grand succès dans la consolidation des fractures, la résolution d'anciennes luxations, dans les raideurs des membres, les engorgements articulaires, entorses, ré-

[1] La sécrétion urinaire n'est pas plus augmentée après un bain de Baréges qu'après un bain simple.

[2] *Dictionn. encyclop. des sciences médicales.* Paris 1868, p. 364.

[3] Je tiens de M. le docteur Lebret, le médecin-inspecteur actuel, une observation d'élimination de corps étranger des plus remarquables.

tractions etc. Depuis longtemps déjà, on a remarqué que les suites d'une fracture même *récente*, sont utilement traitées par ces eaux. Gasc, M. Campmas, anciens chirurgiens militaires, l'avaient fréquemment observé et signalé au Conseil de santé des armées qui avait commis l'erreur, encore en vigueur aujourd'hui, d'affirmer que les eaux minérales ne conviennent qu'aux fractures anciennes.

D'une manière générale, les eaux de Baréges s'adapteront merveilleusement aux différentes manifestations du tempérament lymphatique exagéré, que ces manifestations soient superficielles ou profondes, qu'elles affectent les parties molles ou dures, la peau, les membranes muqueuses, les ganglions ou les cartilages, le périoste et les os. L'organisme est tonifié, reconstitué.

Guérissent-elles la scrofule? Non, mais elles répriment les fongosités des ulcères, facilitent l'écoulement du pus, éliminent les esquilles, détergent les plaies et, pendant qu'elles activent le mouvement circulatoire, stimulent doucement, relèvent et tonifient la constitution; elles permettent au malheureux de réagir contre les causes d'affaiblissement qui l'assaillent, de reprendre le dessus, de dominer en quelque sorte cette triste scène pathologique, et elles le rendent apte à bénéficier d'une médication appropriée plus particulièrement à chacun des symptômes morbides.

« Ces eaux n'exercent pas une action très-directe sur la diathèse scrofuleuse elle-même... Les observateurs ont le plus souvent négligé de distinguer entre les effets produits sur la diathèse et ceux qu'éprouvent quelques-unes de ses manifestations. Un abcès froid, une fistule, une carie même, une maladie de la peau peuvent être très-favorablement modifiés par un traitement approprié, sans que l'état diathésique se trouve réellement attaqué.

« ...La maladie, un instant assoupie, reprend ensuite sa marche et développe des manifestations nouvelles. M. Gasc, qui a étudié avec beaucoup de soin l'action des eaux de Baréges, est très-explicite à ce sujet : ces eaux ont peu d'action sur la scrofule considérée en elle-même. Bordeu, tout en proclamant leurs vertus dans les écrouelles, insistait sur ce que leurs propriétés résolutives offrent d'imparfait. Aussi combinait-il l'emploi du mercure avec le traitement thermal, comme M. Gasc conseille de le faire pour l'iode.

« Cependant les eaux de Baréges possèdent des propriétés excitantes, que l'on peut certainement mettre à profit avec avantage dans la scrofule très-torpide. Cette excitation est plus vive que celle produite par les eaux chlorurées sodiques fortes ; mais l'action spéciale, intime, nous paraît s'adresser beaucoup moins directement que celle de ces dernières à l'état scrofuleux.

« Aussi, lorsqu'il s'agit d'une scrofule en puissance, c'est-à-dire dans cette période qui appartient spécialement au jeune âge, où les manifestations semblent se préparer ou bien éclosent sous les yeux de l'observateur, nous n'hésitons pas à attribuer aux eaux chlorurées sodiques fortes, y compris les bains de mer, une grande supériorité sur les eaux de Baréges; celles-ci, d'ailleurs, doivent être souvent d'une application assez délicate chez les sujets nerveux, et quand les manifestations scrofuleuses sont en pleine activité.

« Mais si la scrofule est ancienne déjà, si le malade approche de l'âge où la maladie tend à s'éteindre d'elle-même; si le fait capital à traiter est quelqu'une de ces anciennes manifestations que la scrofule laisse après elle et qui, nées sous l'influence de la diathèse, semblent persister moins par l'impulsion même de cette dernière, que parce que l'organisme n'a pas encore de conditions propres à en opérer la résolution, alors les eaux de Baréges nous paraissent, entre toutes les eaux sulfureuses, les plus efficaces pour ramener les parties malades à ce qu'elles peuvent recouvrer de leurs conditions physiologiques[1]. »

Il est certain que les états torpides sont les seuls qu'il faille soumettre à l'action des eaux de Baréges; tous les états névropathiques les contre-indiquent; ils s'aggraveraient plutôt. Ces eaux doivent être réservées surtout aux anémiques et aux chlorotiques.

On peut en dire autant des affections rhumastismales, dont le traitement à Baréges réclame beaucoup de prudence. Abstraction faite de l'altitude, qui leur est manifestement contraire, elles doivent être dénuées de tout élément névropathique. On conçoit aussi que la goutte, le rhumatisme goutteux ne trouveront nullement leur indication à Baréges. Le traitement du rhumatisme articulaire y échoue, à moins qu'il ne se rencontre chez les lymphatiques et qu'il ne soit très-ancien et très-atonique[2].

Il est de ces accidents rhumatismaux qui peuvent atteindre des muscles ou des articulations et y prendre la forme d'une paralysie, d'une contracture ou d'une atrophie localisée; les eaux de Baréges leur conviennent, mais leur application est presque toujours suivie du rappel de douleurs violentes souvent apaisées depuis longtemps.

Ces eaux sont souveraines dans la classe si variée des maladies de la peau. La grande expérience du savant inspecteur actuel,

[1] *Dictionn génér. des eaux minérales etc.* Paris 1860, p. 226-27.

[2] Les rhumatismes articulaires seront mieux traités à Bourbon-l'Archambault, à Bourbonne ou à Balaruc. Il en est de même des paralysies.

M. le docteur Lebret, nous servira de guide à cet égard. Ses observations portent sur les dermatoses à forme humide, à forme sèche ou à forme ulcéreuse. L'eczéma est une affection qu'on rencontre souvent à Baréges, et c'est peut-être celle qui en bénéficie le plus. Le pemphigus, l'acné, le psoriasis, le pityriasis, quelles que soient leur forme et leur cause; l'ichthyose même et le lichen, le lupus encore, rentrent également dans la sphère d'activité de ces eaux. Cependant les eaux de Baréges sont moins propres au traitement des maladies de la peau que celles de Luchon, Cauterets, Aix etc., qui, par leur action modérée et graduée, exposent moins aux récidives.

Enfin, M. le docteur Lebret a employé avec succès les eaux du *Tambour* dans la pellagre[1].

« Il ne faut pas compter à Baréges, comme à Luchon, comme à Cauterets, dit M. le docteur Rotureau, que le traitement, pour être utile, doit ramener toujours à l'état aigu les affections de la peau, car bon nombre de malades s'en vont chaque année sans avoir éprouvé autre chose qu'un soulagement progressif, ne produisant aucune secousse, ne les ayant pas obligés un seul jour de suspendre l'emploi de leur traitement thermal[2]. »

Cette opinion n'est peut-être point vraie d'une façon absolue. J'ai pu observer à Baréges beaucoup d'affections de la peau et y voir des syphilides et beaucoup de scrofulides repasser par des états franchement inflammatoires, qui duraient même fort longtemps et décourageaient les malades. Quoi qu'il en soit, il est incontestable que les eaux de Baréges, sans réussir dans tous les cas, combattent avantageusement quelques affections chroniques de la peau.

Peut-on en dire autant des *syphilides*, pour le traitement desquelles elles ont été tant vantées? Je ne le pense point. Je les ai vues non-seulement échouer dans plusieurs cas, mais encore aggraver l'état primitif; du reste, elles doivent être maniées avec prudence dans le traitement des ulcères et des plaies anciennes. M. le docteur Lebret a publié une monographie des plus intéressantes à ce sujet: « En envisageant, dit-il, d'une manière spéciale le caractère indolent de ces affections, entretenu soit par quelque cause locale, soit par une influence diathésique, il faut dire que l'expérience, loin de démontrer constamment l'efficacité de la médication thermale sulfureuse dans la cure des ulcères atoniques, témoigne, au

[1] *Du traitement de la pellagre par les eaux sulfureuses de Baréges* (in *Annales de la Société d'hydrologie médicale de Paris*, t. X; 1863-1864).

[2] *Loc. cit.*, p. 367.

contraire, non-seulement d'insuccès, mais encore de véritables contre-indications[1]. »

Trois observations concernent des plaies compliquant des fractures graves ou mal soignées. Viennent ensuite cinq cas d'ulcères calleux ou variqueux, deux faits de phagédénisme syphilitique, un exemple d'ulcère cancroïde, et finalement deux cas de nature maligne et cancéreuse. Dans tous les cas, il y a eu, sous l'influence du traitement thermal, aggravation, et les malades ont dû cesser l'emploi des eaux.

« Nous pouvons résumer, ajoute M. Lebret, toutes ces influences des eaux, des procédés balnéaires et du milieu atmosphérique, par un phénomène constant et formel, celui de l'*excitation*. C'est ainsi que les douleurs rhumatismales ou autres sont rappelées souvent avec vivacité; que, dans les nombreux cas d'ostéite traités à Baréges, dans les lésions traumatiques, voire même dans les affections articulaires chroniques, des ménagements sont nécessaires pour prévenir ou arrêter l'explosion d'accidents inflammatoires, la formation de phlegmasies plus ou moins considérables. La cure thermale se fonde, en quelque sorte, sur cette notion du mouvement congestif, déterminé *loco dolenti*, ce que Bordeu qualifiait d'*excrétion critique*, indispensable à la guérison. Parfois un trouble général coïncide avec l'apparition de l'inflammation locale. Il est ordinaire de ne constater les effets des eaux qu'après une durée variable du traitement, comme si les actions médicamenteuses et physiologiques avaient dû s'accumuler insensiblement avant de se manifester tout à coup[2]. »

La discussion sur le traitement des maladies de la peau par les eaux sulfureuses a reçu une nouvelle impulsion de l'application des doctrines de M. Bazin. Ce dernier, donnant le pas à l'affection dite *constitutionnelle*, ne tient plus les accidents qui surviennent à la peau que comme des accidents secondaires, de véritables épiphénomènes, ne faisant que traduire à l'extérieur le même état général; c'est contre ce dernier qu'il dirige à peu près complétement le traitement; mais l'expérience acquise près des stations thermales appropriées, a contredit dans beaucoup de cas cette manière de voir.

Aussi les médecins qui exercent aux stations minérales ont-ils cru devoir s'élever, au nom de la clinique comme au nom de la théorie, contre des opinions qui leur paraissent trop absolues!

[1] *De l'emploi et de la contre-indication des eaux sulfureuses dans le traitement des ulcères et des plaies anciennes* (extr. de l'*Union médicale de la Gironde*). Bordeaux, décembre 1864.

[2] *Loc. cit.*, p. 8.

M. Bazin réservait, en dernière analyse, un rôle trop secondaire au soufre, le bannissant de la cure des affections soit dartreuses, soit arthritiques, et le conservait tout au plus pour le traitement des accidents cutanés de nature scrofuleuse, et encore à leur déclin.

Dès 1867, M. le docteur Lebret n'hésitait point à déclarer que cette loi posée par M. Bazin, que « dans le dartre humide, le soufre produit une aggravation constante, » n'est pas fondée; qu'il n'est pas mieux établi que l'arthritis éprouve une exaspération par la médication sulfureuse. Enfin il avançait que, pour le traitement de certaines affections humides de la peau par les eaux sulfureuses, l'état constitutionnel, qu'il ne croit pas d'ailleurs toujours aussi facile à reconnaître que le dit M. Bazin, n'importe que peu, puisqu'à Baréges il a pu voir des eczémas scrofuleux, herpétiques ou arthritiques, être modifiés diversement par l'usage des eaux, sans qu'il soit possible d'établir de règle fixe à ce sujet. M. Lebret démontrait en outre que les affections à forme sèche, comme le psoriasis, le pityriasis, l'ichthyose, sont moins bien guéries par ces eaux, quel que soit du reste l'état général du malade porteur de ces affections.

Le savant inspecteur de Bagnères-de-Luchon, M. le docteur Lambron, a soutenu la même cause que son collègue de Baréges, et il a pu montrer que les trois grandes classes de dermatoses: affections sèches, humides et ulcéreuses, se trouvent également bien des eaux sulfureuses de Luchon, qui, sous ce rapport, l'emportent même de beaucoup sur celles de Baréges.

A son tour, M. le docteur Charmasson de Puylaval, médecin inspecteur de Saint-Sauveur, a donné le résultat de son expérience personnelle en pareille matière, et s'est trouvé en parfait accord avec ses deux collègues. Il a pu conclure :

« Que les diathèses ne sont pas toujours simples, non plus que les états constitutionnels;

« Que les éruptions ont leurs caractères propres, en dehors de la cause constitutionnelle qui a présidé à leur développement comme à leur apparition;

« Qu'il faut aussi tenir compte et grand compte des conditions spéciales de l'organisme, et, dès lors, ne pas se borner exclusivement à une indication simple, mais bien combiner les moyens thérapeutiques, suivant les éléments pathogéniques. »

Dans la syphilis, les eaux de Baréges agissent différemment, suivant la date de l'affection. Si elle est récente, elles exaspèrent tous les symptômes: les ulcères sont enflammés, les écoulements sont rendus plus douloureux, les engorgements ganglionnaires restent stationnaires ou s'exaspèrent. Lorsque, au contraire, la période inflammatoire est passée, elles favorisent l'action des médicaments employés pour déterminer leur guérison. Meighan, dans son *Traité*[1], François Bordeu[2], dans ses *Notes*, nous ont laissé plusieurs exemples de traitements mercuriels, dans lesquels l'usage de ces eaux a contribué pour beaucoup à la promptitude et à la sûreté de la guérison. Meighan employait le mercure en frictions sur les membres, immédiatement après le bain et à des intervalles espacés. Th. Bordeu[3] cite des cas de guérison d'affections vénériennes par les eaux sans le secours du mercure.

D'un autre côté, Gasc[4] a pu écrire qu'elles soulagent tout au plus quelquefois le malade dans les exostoses et les douleurs ostéocopes. Balard[5], dont la pratique est postérieure, conclut qu'elles guérissent assez souvent, mais toujours après un *usage de plusieurs années.*

Disons, en résumé, que les eaux sulfureuses ne guérissent nullement la vérole, mais qu'elles peuvent servir d'adjuvant précieux soit au traitement rationnel de cette terrible maladie, soit plutôt encore au médecin chargé de diriger la cure; elles provoquent, en effet, dans plusieurs cas, où l'affection est en quelque sorte larvée ou très-ancienne, une manifestation cutanée qui met sur la vraie voie, et devient d'une très-grande valeur pour le traitement : les eaux ne seraient ici qu'une pierre de touche.

On est également d'accord sur ce point qu'un traitement spécifique entrepris dans de semblables conditions, concurremment avec la balnéation, ou après la cure thermale, trouve un terrain *vraiment préparé* et des plus propices; on aurait ainsi raison très-rapidement des accidents consécutifs. Nous n'en sommes pas moins très loin d'un *palladium*, d'une *panacée* de la syphilis et de ses manifestations diverses[6] !

La salivation ne se produit pas ordinairement à Baréges pendant l'usage des préparations mercurielles. Cette propriété a tout naturellement conduit à l'emploi heureux des eaux les plus chaudes

[1] *A Treatise on the nature and Powers of Baréges Baths and waters.* London, 1742.

[2] *Journal de médecine*, 1760.

[3] Œuvres. — Du même: *Lettres* contenant des essais sur les eaux du Béarn. Amsterdam et Avignon, 1746; Toulouse, 1748. *Lettres* 23, 24, 25. — Du même: *Aquitaniæ minerales acquæ*, thèse inaugurale. Paris 1754.

[4] *Nouvelles observations sur les propriétés médicales des eaux minérales naturelles de Baréges*, adressées au Conseil de santé des armées. Paris 1832.

[5] *Essai sur les eaux thermales de Baréges.* Paris 1834, p. 281.

[6] D'une manière générale, les eaux sulfureuses ne s'attaquent pas au virus syphilitique pour le détruire; elles aideront à reconstituer les tissus et elles feront ainsi disparaître la cachexie vénérienne.

et les plus minéralisées de Baréges à l'intérieur, en bains et en douches, pour les intoxications hydrargyriques fréquentes dans certaines professions ou consécutives à un traitement trop accentué. Les intoxications saturnines, surtout la paralysie des extenseurs des avant-bras chez les peintres qui manient le blanc de plomb, guérissent à Baréges.

Quant aux paralysies, on n'enverra à cette station thermale que celles dites *essentielles*, c'est-à-dire ne se rattachant à aucune lésion organique. M. Lebret a cité trois cas d'amélioration ou de guérison de paralysies non organiques ou paraplégies de l'enfance. Des cas d'ataxie locomotrice ont été également modifiés avec avantage chez des adultes.

Quelques névralgies, entre autres des sciatiques rebelles, ont été traitées avec succès à Baréges.

D'après ce que nous avons dit de la puissance des eaux de cette station, de son altitude, des variations de température propres à son climat, on ne s'étonnera point de les voir contre-indiquées dans les affections de poitrine, entre autres dans la phthisie pulmonaire, quel qu'en soit le degré.

Certaines affections des voies aériennes, surtout lorsqu'elles sont liées à des diathèses herpétiques ou scrofuleuses, telles que pharyngites granuleuses, laryngites érythémateuses, peuvent s'amender à Baréges; mais lorsqu'on pourra les diriger sur Cauterets ou sur Bagnères-de-Luchon, on s'en trouvera beaucoup mieux.

Enfin les eaux de Baréges peuvent encore être utiles dans certaines gastralgies et dans quelques ophthalmies.

Ces eaux, si précieuses, si salutaires, sont énergiques et réclament, dans leur emploi, de la prudence. Les anciens médecins qui les ont maniées n'en usaient que modérément. « Les bains, dit Patissier, et les douches qu'on associe presque toujours à la boisson, déplacent les douleurs avant de les guérir, agrandissent les plaies avant de les cicatriser, excitent quelquefois un léger mouvement de fièvre; cette excitation peut se prolonger pendant quelque temps: les malades doivent passer successivement des bains les plus tempérés aux plus chauds, et de la plus faible douche à la plus forte. Avec ces précautions, et surtout en proportionnant le degré d'activité des eaux à la susceptibilité nerveuse du malade et aux indications de la maladie, on évite des accidents fâcheux. Bordeu père avait bien remarqué cette grande énergie des eaux, puisqu'il envoyait ses malades boire les eaux de plusieurs sources des Pyrénées avant de leur permettre de prendre celles de Baréges[1].» Il

[1] *Manuel des eaux minérales naturelles*, par Ph. Patissier et A. F. Boutron-Charlard. Paris 1837.

ne sut pas cependant se prémunir lui-même contre cette puissante stimulation des eaux, puisqu'il mourut d'apoplexie quelque temps après en avoir fait usage[1].

Et cependant, malgré cette excitation propre aux eaux de Baréges, à peine y observe-t-on ce qu'il a été convenu d'appeler la *fièvre thermale*, à moins que l'on ne veuille créer une entité morbide aux dépens de quelques accidents consécutifs à un changement de régime, d'habitude, à une nouvelle médication dont on abuse toujours dans le principe.

On doit désirer pouvoir atténuer la force des eaux de Baréges dans certains cas, sans cependant nuire à leurs qualités. Les analyses des diverses sources montrent précisément une gamme de thermalité et de sulfuration telle que, par les soins de la nature, le choix du bain s'échelonne entre 32 et 40° C., le dosage des sulfures suivant la même proportion. La douche et les piscines seules restent invariables.

« La douche, dit M. Lebret, douée d'une pression médiocre, conjointement avec ses effets locaux qui dépendent d'un jet d'eau à 44° C., doit être surtout regardée comme une étuve où la température de l'atmosphère confinée s'élève constamment à 33° C., et dont l'air, analysé par M. Filhol, a présenté une remarquable diminution d'oxygène, environ de 3 p. 100[2].» Il faut se garder, malgré sa faible pression, d'administrer la douche sur les cavités splanchniques.

Les piscines, avons-nous dit, à part la piscine militaire, sont alimentées par le trop-plein des baignoires, des douches et des buvettes; elles ont la réputation de jouir, ainsi constituées, d'une efficacité plus grande que si elles étaient remplies d'eau vierge: « C'est, à mon avis, dit avec raison le docteur Constantin James, prendre trop bien les choses, et je ne vois pas quel grand bénéfice l'eau minérale peut retirer d'une semblable pérégrination dans les baignoires, ni l'avantage des emprunts qu'elle peut y faire[3]. »

Il est certain que les piscines offrent un grand avantage sur les baignoires: l'eau s'y renouvelle d'une façon constante et régulière, et, comme le sulfure de sodium n'est détruit qu'en minime partie pendant la durée du bain, il pourra exercer son action d'une ma-

[1] Il fut trouvé, au matin, mort dans son lit; ce qui fit dire à Mme du Deffant: « La mort avait tellement peur de Bordeu qu'elle l'a frappé pendant son sommeil. »

[2] *Loc. cit.*, p. 7.

[3] *Guide pratique aux eaux minérales francaises et étrangères.* Paris, 5e édit., 1859, p. 75.

nière continue sur les surfaces malades[1]. C'est, à coup sûr, un fait curieux que cette eau, bien qu'elle ait déjà passé par les baignoires, absorbe encore 75 milligrammes d'iode par litre, ce qui indiquerait une richesse en sulfure de sodium égale à 0gr,0230, c'est-à-dire peu éloignée de celle de l'eau puisée au Griffon.

Il y a lieu de regretter que les sources de Baréges soient si insuffisantes; et nous avons exprimé le désir qu'elles fussent entre les mains d'une Compagnie fermière, qui non-seulement donnerait l'impulsion à de nouvelles fouilles, mais encore s'adjoindrait une source précieuse, la source *Barzun*.

Les propriétés thérapeutiques de cette source sont, avec certaines modifications, celles des eaux sulfureuses en général. En boisson, d'après le docteur Pagès, elle se rapproche plus particulièrement de celles des *Eaux-Bonnes* et de la *Raillière* (*Cauterets*). Bien plus sulfureuse que ces dernières, puisqu'elle donne par litre, au sulfhydromètre, 0,0330, tandis que la buvette de Bonnes ne donne que 0,0219, et celle de la Raillière 0,0186, infiniment plus gazeuse qu'elles, et beaucoup plus chargée de barégine, elle produit cependant une excitation moins forte.

En bains, en douches etc., le mode d'action de la source de Barzun diffère sensiblement de celui des sources de l'établissement thermal de Baréges. Beaucoup moins excitante que ces dernières, elle est très-utile pour préparer les malades à leur usage; elle convient parfaitement aux sujets irritables, atteints de certaines névroses des voies respiratoires, digestives et urinaires, d'affections dartreuses encore trop aiguës pour pouvoir supporter les eaux du grand établissement, d'ulcères s'accompagnant d'une grande sensibilité. Les affections des organes génitaux chez la femme, leucorrhées, granulations, fongosités du col etc., qui généralement trouveraient à Baréges une excitation trop vive, sont influencées de la manière la plus favorable par la source Barzun, comme elles le sont à Saint-Sauveur par exemple.

« L'eau de la buvette de Barzun, dit Baudens dans un rapport envoyé en 1847 au Conseil général des Hautes-Pyrénées, quoique alcaline et riche en principes sulfureux, tend à diminuer, par sa température modérée, par sa richesse en *glairine*, et surtout par le gaz azote pur dont elle est surchargée et qu'elle renferme dans un état parfait de dissolution, alors qu'il n'est qu'à l'état de suspension dans celle de Baréges, tend à diminuer, disons-nous, l'action nerveuse tant locale que sympathique de l'estomac. »

[1] A Luchon, au contraire, la plus grande partie du principe sulfureux se volatilise sous forme d'acide sulfhydrique, de sorte que très-peu de soufre reste en dissolution dans l'eau du bain.

Ne combinerait-on pas même plus avantageusement avec l'altitude propre à Baréges l'action sédative de la source Barzun que l'action excitante des autres sources de cette station thermale? Si, dans les organisations scrofuleuses à fibre molle, à fond chlorotique, à tissus œdématiés et blafards, il faut un coup de fouet, encore ne faut-il point dépasser la limite? Rien de mieux que le climat, que la constitution atmosphérique se mêlent à la cure, au régime, qu'ils y entrent même pour une large part, mais réglez-en l'alliance, l'influence! N'avez-vous point parfois avec Baréges, ses eaux, son climat, son altitude, une action synergique trop puissante? Peut-être atteindrez-vous le but d'une manière moins orageuse avec Barzun[1].

Je viens de dire climat!... On ne saurait trop se mettre en garde contre le climat de Baréges: les variations de température y sont brusques; le docteur Campmas, ancien chirurgien en chef de l'hôpital militaire, y a vu le thermomètre descendre de 32° C. à 9°, et cela en plein mois de juillet. Les brouillards y sont communs et y alternent fréquemment avec d'ardents coups de soleil.

Aussi les baigneurs affluent-ils à Baréges dans le milieu de la saison, afin de ne point être pris par les temps froids et brumeux vers la fin de leur cure. Celle-ci est ordinairement de vingt à vingt-cinq jours[2], mais comme on est obligé fréquemment de suspendre le traitement pendant quelques jours, il faut y consacrer un temps plus long.

Les malades peuvent emporter de l'eau à leur départ de Baréges. Elle ne s'altère point, à cause de sa grande stabilité, et l'on ne comprend pas que l'administration de la Vallée ne cherche point à étendre cette exportation. C'est principalement la source du Tambour qui est affectée à cet usage.

En terminant ce travail, je dois signaler la contradiction manifeste qui existe entre les expérimentations physiologiques rapportées plus haut et les observations cliniques journalières.

Les faits avancés par le docteur Armieux sur la sédation de la circulation sous l'influence des bains de Baréges sont incontestables, et j'ai été à même de suivre des cures qui semblaient confirmer le résultat de ces expériences. Je pourrais citer un capitaine de forte complexion, d'un bel embonpoint, qui, durant

[1] Prise à Barzun, où elle est très-abondante, la Barégine, qui entraîne avec elle des matières minéralisatrices, serait aussi utilisée en applications externes dans quelques affections des yeux, d'autant mieux qu'elle paraît être mélangée de conferves analogues à celles de Néris.

[2] Les militaires la font plus longue à l'hôpital; elle est généralement de quarante jours, et l'année thermale se divise en trois saisons.

quarante jours, a passé une heure par jour dans la piscine pour un eczéma rubrum, et dont le traitement n'a été entravé par aucun symptôme d'excitation, tandis que son compagnon de chambre, maigre, anémique après un séjour prolongé au Mexique, ultra-nerveux, éprouvait des vertiges, de l'insomnie. Et pourtant, je ne voudrais pas, pour ma part, envoyer à Baréges des sujets pléthoriques ou disposés aux congestions. Des observations quotidiennes démontrent que ces eaux sont excitantes, et beaucoup d'affections ne paraissent guérir qu'à la condition de repasser par l'état aigu, inflammatoire. Doit-on considérer cette période de recrudescence comme constituant une contre-indication de Baréges pour ces affections? Je n'oserais l'affirmer.

La question est complexe et appelle de nouvelles études. Pour les eaux sulfureuses, comme pour les autres groupes d'eaux minérales, l'indication particulière de telle ou telle station pour une entité morbide donnée, reste encore une difficulté que l'observation rigoureuse des faits cliniques parviendra seule à résoudre.

FIN.

Strasbourg, typographie de G. Silbermann